果壳阅读·生活习惯简史 ⑪

用两万年修厕所

光诸 / 著　光诸、夏小茶 / 绘

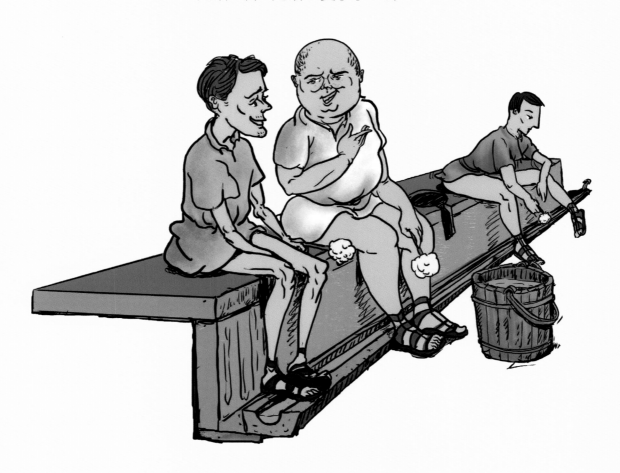

天津出版传媒集团

新蕾出版社

果壳阅读是果壳传媒旗下的读书品牌，秉持"身处果壳，心怀宇宙"的志向，将人类理性知识的曼妙、幽默、多变、严谨、有容，以真实而优雅的姿态展现在读者眼前，引发公众的思维兴趣。

出品人 / 小庄　策划 / 朱新娜　执行策划 / 不启轩、阿米　责任编辑 / 朱机
创作顾问 / 刘东（比尔及梅琳达·盖茨基金会北京代表处高级项目官员）
感谢对创作提供帮助的比尔及梅琳达·盖茨基金会

图书在版编目（CIP）数据

用两万年修厕所 / 光诸著 ; 光诸 , 夏小茶绘 . --
天津 : 新蕾出版社 , 2018.11（2019.5 重印）
（果壳阅读 . 生活习惯简史 ; 11）
ISBN 978-7-5307-6768-9

Ⅰ . ①用… Ⅱ . ①光… ②夏… Ⅲ . ①公共厕所 – 历
史 – 世界 – 儿童读物 Ⅳ . ① R124.2-49

中国版本图书馆 CIP 数据核字 (2018) 第 241181 号

书　　　名: 用两万年修厕所　YONG LIANGWAN NIAN XIU CESUO
出版发行: 天津出版传媒集团
　　　　　新蕾出版社
　　　　　http: // www.newbuds.com.cn
地　　址: 天津市和平区西康路 35 号（300051）
出 版 人: 马玉秀
责任编辑: 张杨
责任印制: 沈连群
电　　话: 总编办（022）23332422　发行部（022）23332676　23332677
传　　真:（022）23332422
经　　销: 全国新华书店
印　　刷: 天津长荣云印刷科技有限公司
开　　本: 787mm×1092mm　1/12
印　　张: $2\frac{2}{3}$
版　　次: 2018 年 11 月第 1 版　2019 年 5 月第 2 次印刷
定　　价: 39.80 元

同世界一起成长

——写给"果壳阅读·生活习惯简史"的小读者们

亲爱的小读者，让我们来想一想，当爸爸妈妈把我们带到这个世界上的时候，我们做的第一件事是什么呢？对，是啼哭。正是这声啼哭向世界宣布：瞧呀，我来了，一个小不点儿要在地球上开始奇异旅程啦！

这世界真大，与地球相比，我们的卧室不过是沧海一粟；这世界真美，美轮美奂的人类建筑让不同的大陆有了别样风情；这世界真好玩儿，高铁、飞机、宇宙飞船能带我们去探索奇妙的未知。可是世界一开始就是这样的吗？当然不是。它从遥远的过去走来，经历了曲折，经历了彷徨，一步一步走到了今天。

作为一名考古学家，我对过去的事物有一种特别浓厚的兴趣。我和我的同行，常常在古代废墟中查寻，总想找回一些历史的记忆。最能让我们动情的，就是那些衣食住行，那些改变人类生活的故事。古人何时开始烹调，怎样学会纺织，又如何修建房屋，考古工作者正在将这些谜题一个一个解开！

因此，当我第一次看到这套讲述"人类生活习惯变迁"的绘本时，立即就被吸引了。创作者用精准的文字和图画，让我们在不经意间穿越了历史长河，点滴知识轻松而又深刻，不落窠臼，引人思考。比如，你知道人类是在何时学会制造车轮的吗？要知道车轮可是一位5000多岁的"老寿星"呢！人们在一次劳动中发现了旋转的魔力，于是，有人便利用它发明了车轮，从此人们的旅行不再只是依赖双脚。直到今天，这项古老的发明仍然扎根在我们生活的每个角落，我们使用的所有的交通工具都离不开轮子，离不开旋转的力量。可以说，当今生活的点点滴滴，都是建立在前人漫漫的积累之上，时间更是跨越了几十万年，甚至上百万年！

"果壳阅读·生活习惯简史"的创作前前后后用了三年时间，创作者查阅了大量资料，反复推敲、设计画面的每个细节，于是，才有了今天这样一套总体上宏大，细节上精到，有故事有知识，可以一读再读的绘本。当你翻开这套绘本，你会看到因为没有火，人们只能吃生肉的场景；会看到因为蒙昧而不洗澡、不换衣的画面；也会看到医生戴着鸟嘴面具，走街串巷的惊奇一幕。看到这些你是否觉得奇怪？这些与当下生活的反差会给你带来怎样的感受？让一切自然而然地发生，在不经意间改变，大概就是"行不言之教"吧。

人类不断充实科学的头脑，不断丰富知识的宝库。从古到今，从早到晚，从天上到地下，让我们跟着这套绘本学习生活习惯，学习为这个世界增光添彩的本领。我们认知世界，也在认知自己、完善自己，我们同世界一起成长。

王仁湘（中国社会科学院考古研究所研究员）

4
2 万年前

对粪便的厌恶让人们避免直接在聚居地排便。

10
900 年前

经过发酵处理的粪便成为农家肥。

6
2000 多年前

最早的公共厕所在古罗马帝国"诞生"。

12
约 450 年前

在家中使用的尿罐和马桶座椅。

8
同一时期

家里的马桶就安在厨房灶台旁边。

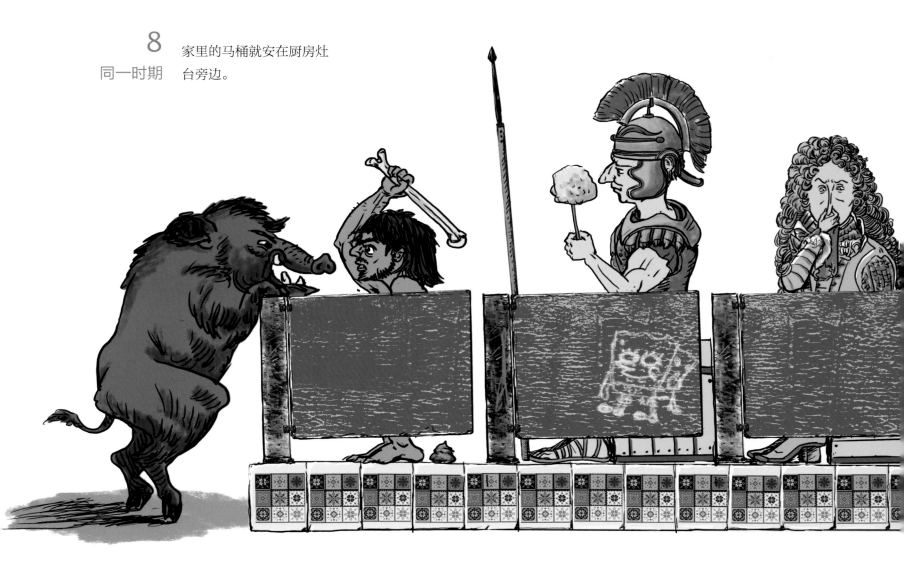

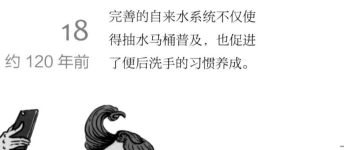

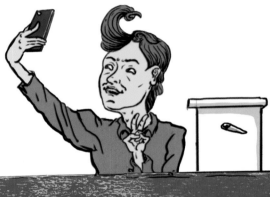

14 约 400 年前—约 250 年前　抽水马桶逐渐成型——现代厕所的重要"产品"。

17 约 160 年前　城市粪便泛滥引起疾病暴发。

18 约 120 年前　完善的自来水系统不仅使得抽水马桶普及，也促进了便后洗手的习惯养成。

20 另一个时刻　抽水马桶有了自动断水式水箱。

22 近几十年　下水道系统让粪便和污水的处理有了真正的进步。

25 今天　在飞机和太空飞行器里如何上厕所。

26 不远的将来　在没有下水道系统的地区安装节能、省水、清洁的厕所。

28 未来　智能马桶将有助于促进人体健康。

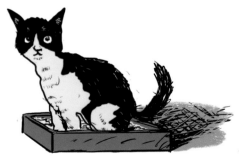

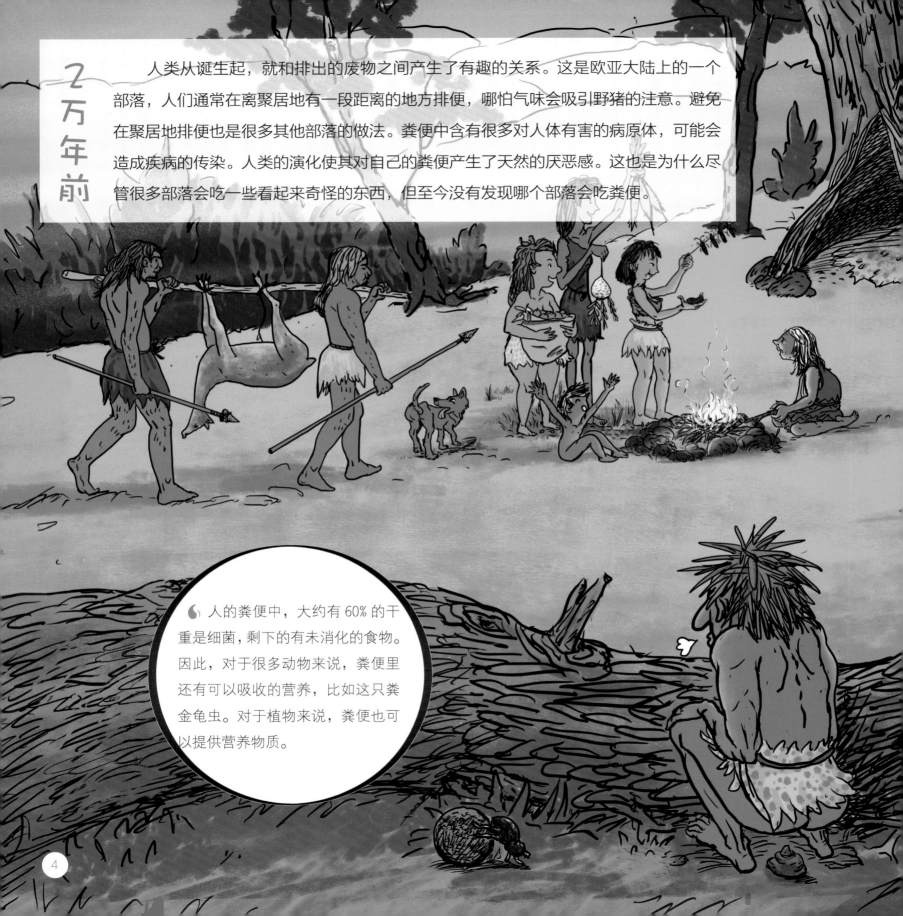

人类从诞生起，就和排出的废物之间产生了有趣的关系。这是欧亚大陆上的一个部落，人们通常在离聚居地有一段距离的地方排便，哪怕气味会吸引野猪的注意。避免在聚居地排便也是很多其他部落的做法。粪便中含有很多对人体有害的病原体，可能会造成疾病的传染。人类的演化使其对自己的粪便产生了天然的厌恶感。这也是为什么尽管很多部落会吃一些看起来奇怪的东西，但至今没有发现哪个部落会吃粪便。

👆 人的粪便中，大约有 60% 的干重是细菌，剩下的有未消化的食物。因此，对于很多动物来说，粪便里还有可以吸收的营养，比如这只粪金龟虫。对于植物来说，粪便也可以提供营养物质。

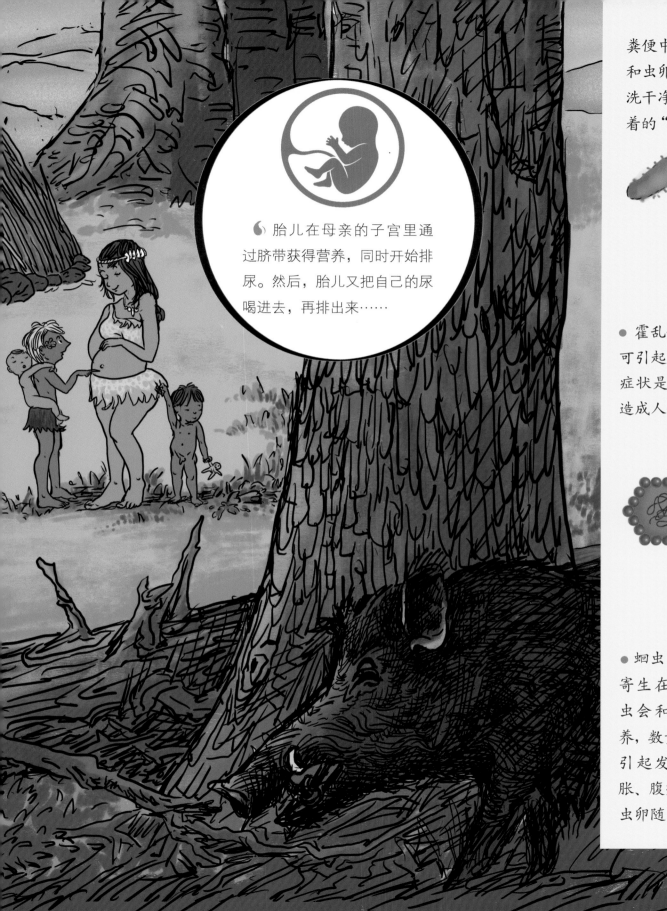

🌀 胎儿在母亲的子宫里通过脐带获得营养，同时开始排尿。然后，胎儿又把自己的尿喝进去，再排出来……

粪便中可能含有致病的微生物和虫卵，所以便后一定要把手洗干净。这些是便便中经常藏着的"坏蛋"。

● 痢疾杆菌
可引起细菌性痢疾，有全身中毒的症状，通常表现为腹痛、腹泻、脓血便等。

● 霍乱弧菌
可引起霍乱，主要症状是不断腹泻，造成人体脱水。

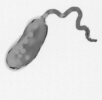

● 甲型肝炎病毒
可引起甲肝，主要症状是浑身无力、厌食、恶心、腹泻、右上腹痛。

● 蛔虫
寄生在肠道内的蛔虫会和人体争夺营养，数量多时还可能引起发烧、腹部肿胀、腹痛与腹泻。蛔虫卵随粪便排出。

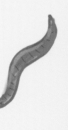

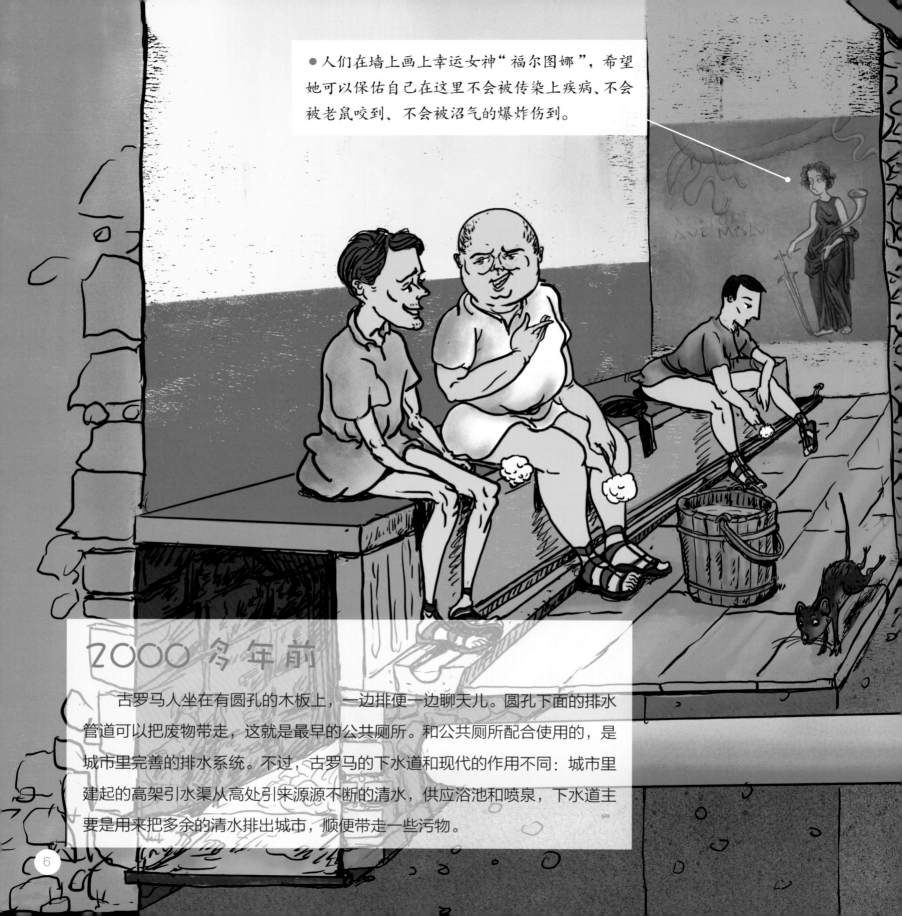

● 人们在墙上画上幸运女神"福尔图娜",希望她可以保佑自己在这里不会被传染上疾病、不会被老鼠咬到、不会被沼气的爆炸伤到。

2000 多年前

古罗马人坐在有圆孔的木板上,一边排便一边聊天儿。圆孔下面的排水管道可以把废物带走,这就是最早的公共厕所。和公共厕所配合使用的,是城市里完善的排水系统。不过,古罗马的下水道和现代的作用不同:城市里建起的高架引水渠从高处引来源源不断的清水,供应浴池和喷泉,下水道主要是用来把多余的清水排出城市,顺便带走一些污物。

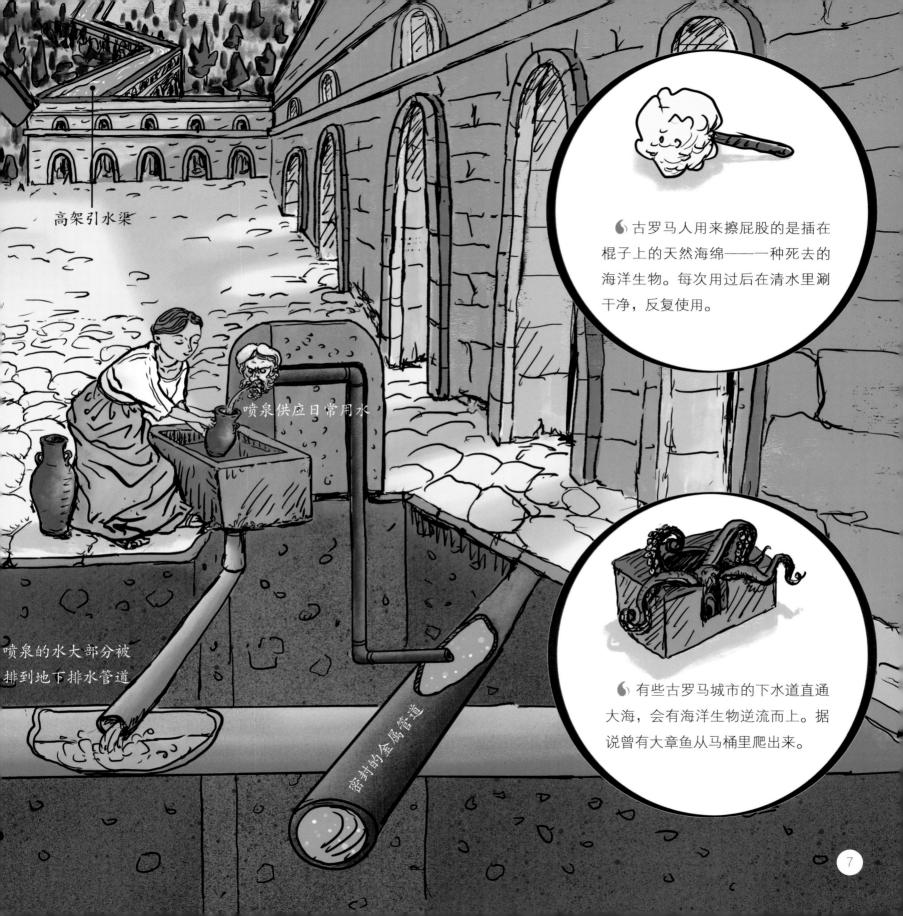

高架引水渠

喷泉供应日常用水

喷泉的水大部分被
排到地下排水管道

密封的金属管道

古罗马人用来擦屁股的是插在
棍子上的天然海绵——一种死去的
海洋生物。每次用过后在清水里涮
干净，反复使用。

有些古罗马城市的下水道直通
大海，会有海洋生物逆流而上。据
说曾有大章鱼从马桶里爬出来。

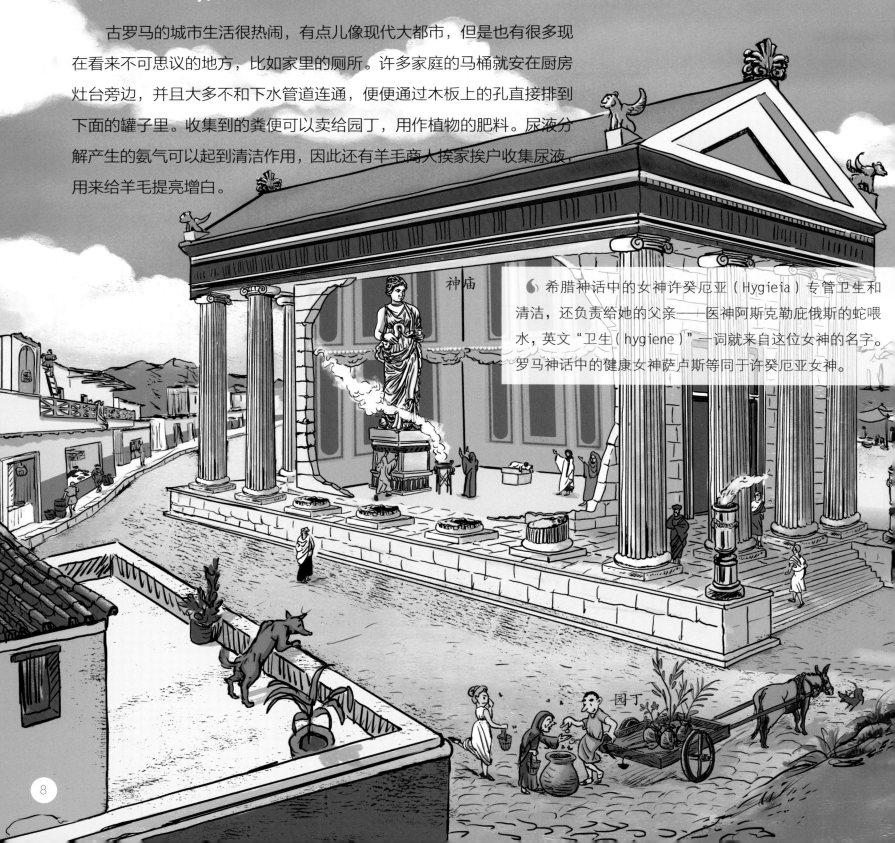

同一时期

古罗马的城市生活很热闹，有点儿像现代大都市，但是也有很多现在看来不可思议的地方，比如家里的厕所。许多家庭的马桶就安在厨房灶台旁边，并且大多不和下水管道连通，便便通过木板上的孔直接排到下面的罐子里。收集到的粪便可以卖给园丁，用作植物的肥料。尿液分解产生的氨气可以起到清洁作用，因此还有羊毛商人挨家挨户收集尿液，用来给羊毛提亮增白。

神庙

🖋 希腊神话中的女神许癸厄亚（Hygieia）专管卫生和清洁，还负责给她的父亲——医神阿斯克勒庇俄斯的蛇喂水，英文"卫生（hygiene）"一词就来自这位女神的名字。罗马神话中的健康女神萨卢斯等同于许癸厄亚女神。

园丁

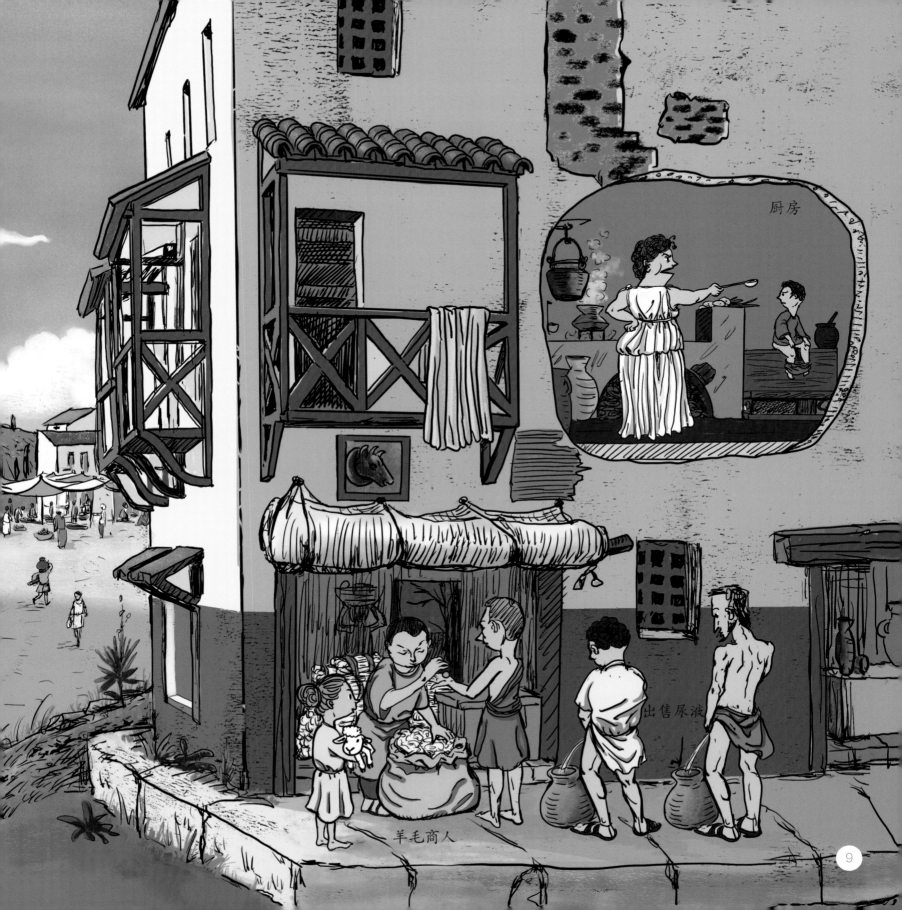

厨房

出售尿液

羊毛商人

9

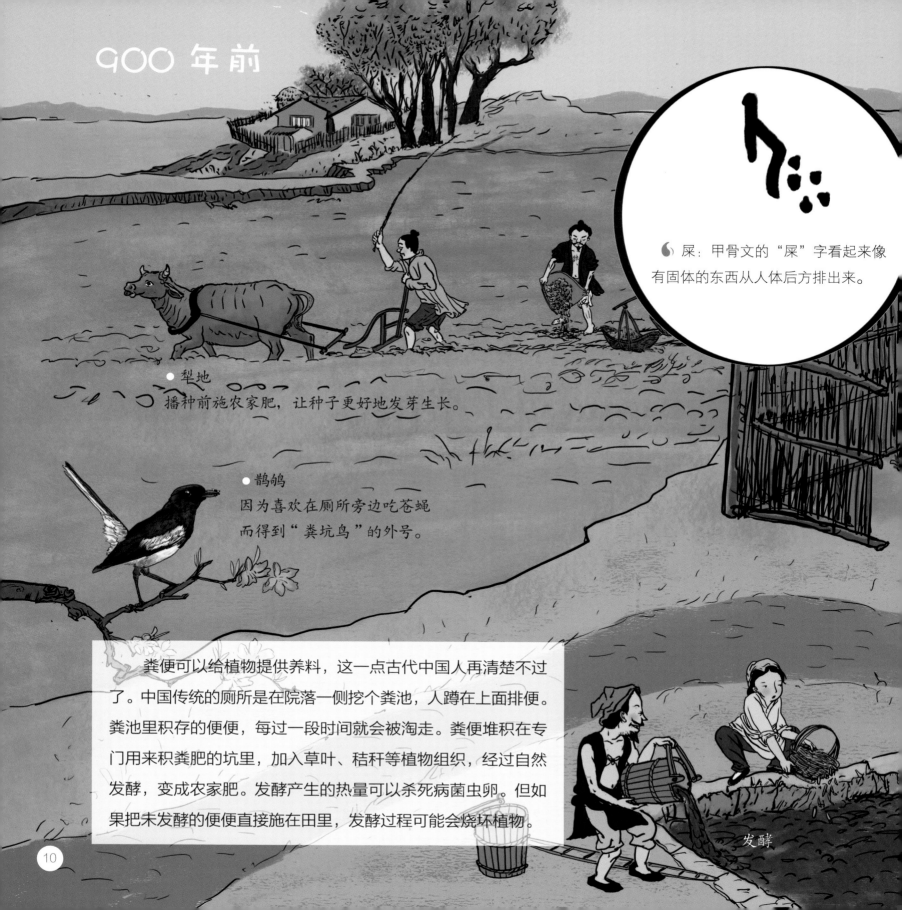

🌀 屎：甲骨文的"屎"字看起来像有固体的东西从人体后方排出来。

● 犁地
播种前施农家肥，让种子更好地发芽生长。

● 鹊鸲
因为喜欢在厕所旁边吃苍蝇而得到"粪坑鸟"的外号。

粪便可以给植物提供养料，这一点古代中国人再清楚不过了。中国传统的厕所是在院落一侧挖个粪池，人蹲在上面排便。粪池里积存的便便，每过一段时间就会被淘走。粪便堆积在专门用来积粪肥的坑里，加入草叶、秸秆等植物组织，经过自然发酵，变成农家肥。发酵产生的热量可以杀死病菌虫卵。但如果把未发酵的便便直接施在田里，发酵过程可能会烧坏植物。

发酵

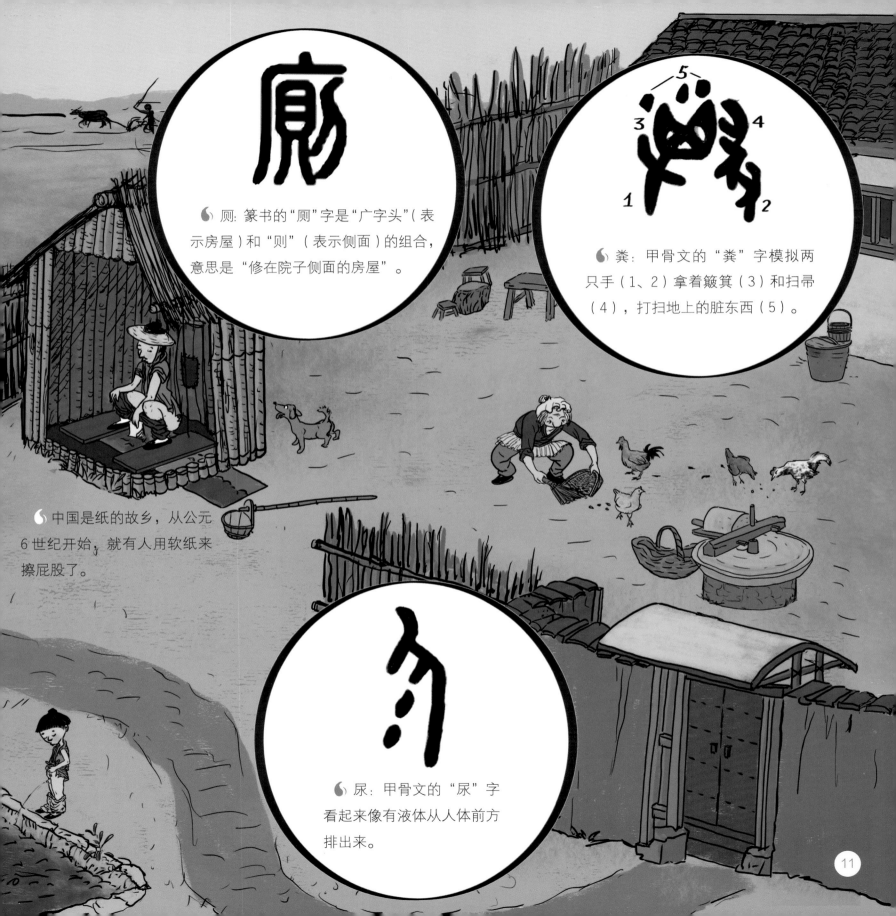

厕: 篆书的"厕"字是"广字头"(表示房屋)和"则"(表示侧面)的组合,意思是"修在院子侧面的房屋"。

粪: 甲骨文的"粪"字模拟两只手(1、2)拿着簸箕(3)和扫帚(4),打扫地上的脏东西(5)。

中国是纸的故乡,从公元6世纪开始,就有人用软纸来擦屁股了。

尿: 甲骨文的"尿"字看起来像有液体从人体前方排出来。

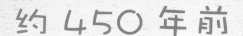

约 450 年前

　　16 世纪中叶的英国伦敦，人们仍然在使用非常原始的"厕所"。平常的家庭，一般都尿在陶瓷罐子里。最常见的马桶座椅，就是在有洞的座椅下面放一个桶，用来接便便。脏水污物泼到街上，指望日后被雨水冲到街边的排水沟里，然后流到附近的河流中。有钱人的家里，往往会挖私人粪池。人坐在马桶座椅上，便便排到粪池里，省了天天倒马桶的麻烦。

　　❢"撒尿小英雄"是 1619 年在比利时修建的标志性雕像，实际上从更早的 15 世纪中叶起，城市里就出现了撒尿小童的雕像，流出来的是饮用水。

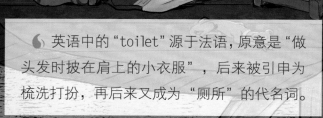

　　❢ 英语中的"toilet"源于法语，原意是"做头发时披在肩上的小衣服"，后来被引申为梳洗打扮，再后来又成为"厕所"的代名词。

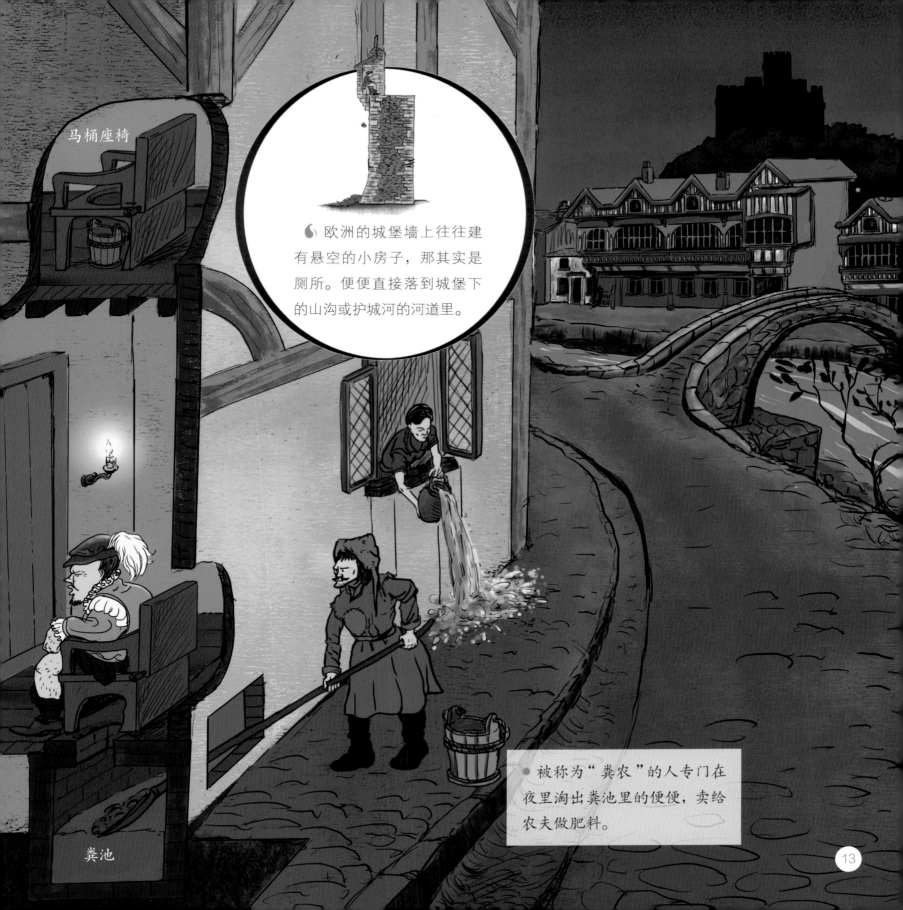

马桶座椅

欧洲的城堡墙上往往建有悬空的小房子，那其实是厕所。便便直接落到城堡下的山沟或护城河的河道里。

粪池

被称为"粪农"的人专门在夜里淘出粪池里的便便，卖给农夫做肥料。

13

这一时期，各种新发明和新发现层出不穷。历史上第一个冲水马桶竟是一位叫作约翰·哈灵顿的英国作家发明的。按照他所绘制的冲水马桶图纸，工作原理大略是：上厕所的人把便便排入马桶孔洞下面的容器，然后操纵上面的手柄，让水柜里的水流入容器；再操纵下面的手柄，让容器里的水连带便便一起冲到地下的坑里。这种冲水马桶使用不便，噪声极大，并未流行起来。但是，冲水马桶的部件之一"水柜"，其缩写"WC"成了我们熟知的厕所的代名词。

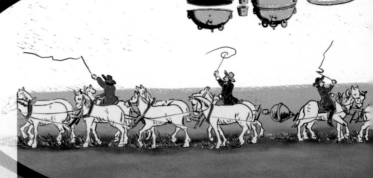

● 格里克把两个半球合拢，里面设法抽成真空，结果两队马要费很大力气才能把半球拉开。这就是证明大气压存在的"马德堡半球"实验。

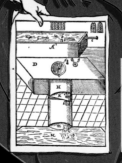

● 哈灵顿曾向女王伊丽莎白一世展示他发明的马桶。

，蒸汽机

英国人詹姆斯·瓦特制造出第一台有实用价值的蒸汽机，为工业革命打下了基础，也为现代厕所的重要部件——水泵提供了动力。

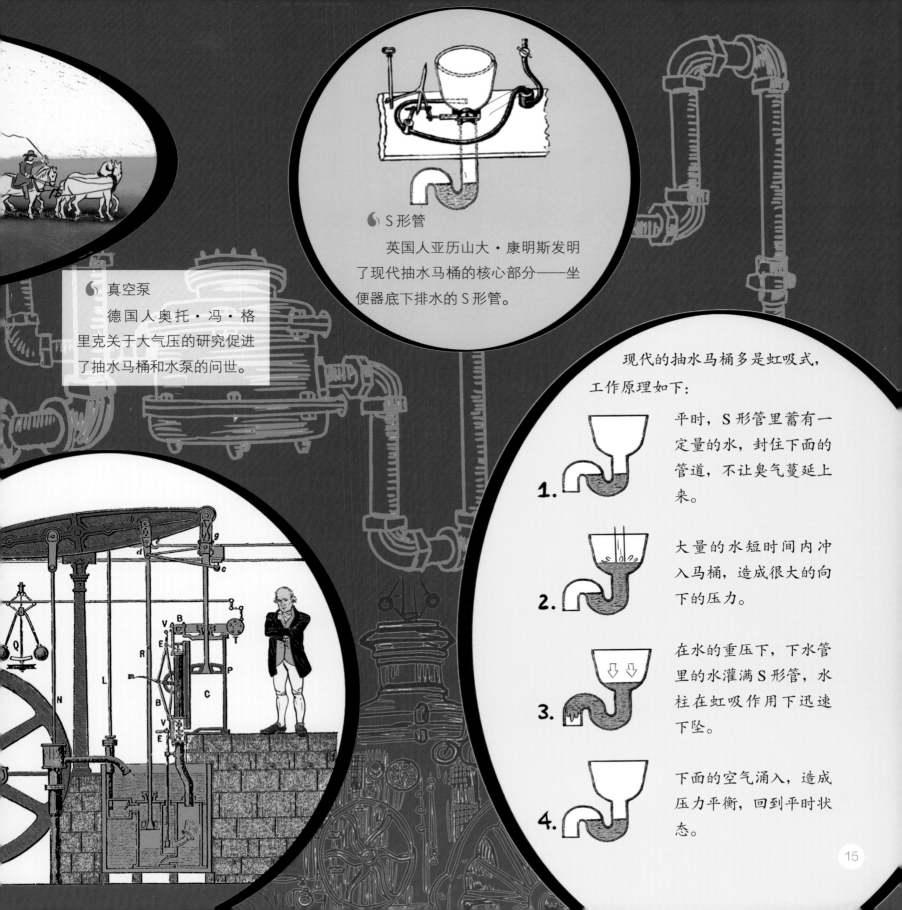

S形管

英国人亚历山大·康明斯发明了现代抽水马桶的核心部分——坐便器底下排水的 S 形管。

真空泵

德国人奥托·冯·格里克关于大气压的研究促进了抽水马桶和水泵的问世。

现代的抽水马桶多是虹吸式，工作原理如下：

1. 平时，S 形管里蓄有一定量的水，封住下面的管道，不让臭气蔓延上来。

2. 大量的水短时间内冲入马桶，造成很大的向下的压力。

3. 在水的重压下，下水管里的水灌满 S 形管，水柱在虹吸作用下迅速下坠。

4. 下面的空气涌入，造成压力平衡，回到平时状态。

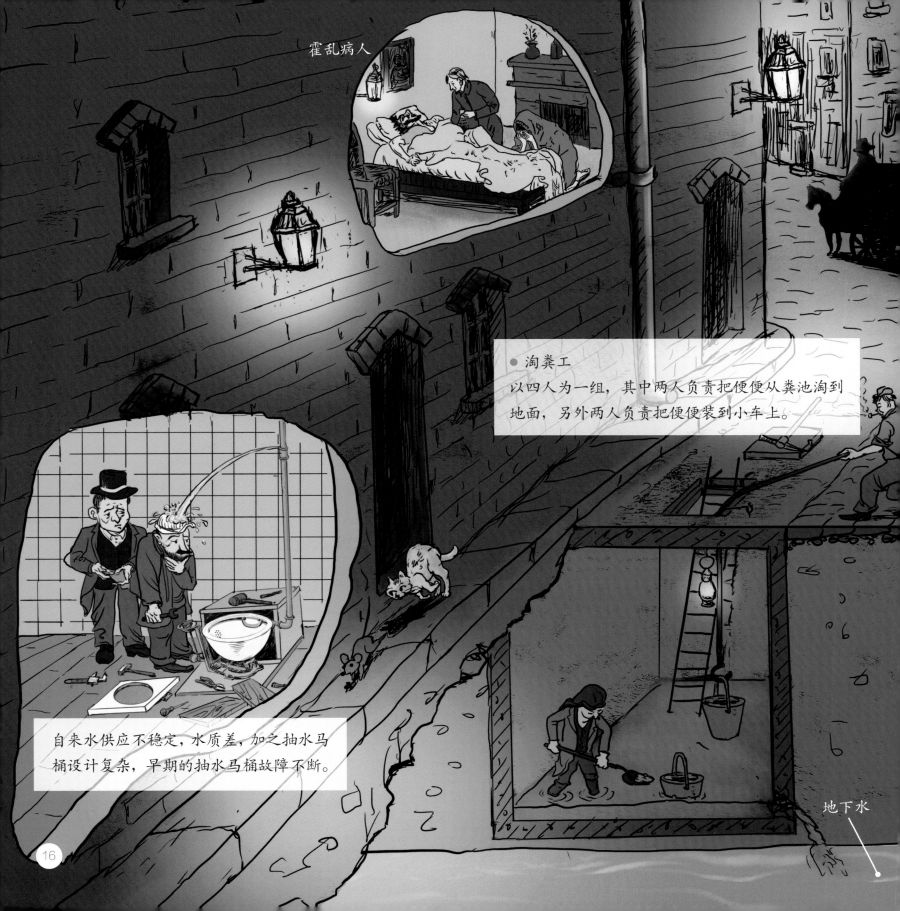

霍乱病人

● 淘粪工
以四人为一组，其中两人负责把便便从粪池淘到地面，另外两人负责把便便装到小车上。

自来水供应不稳定，水质差，加之抽水马桶设计复杂，早期的抽水马桶故障不断。

地下水

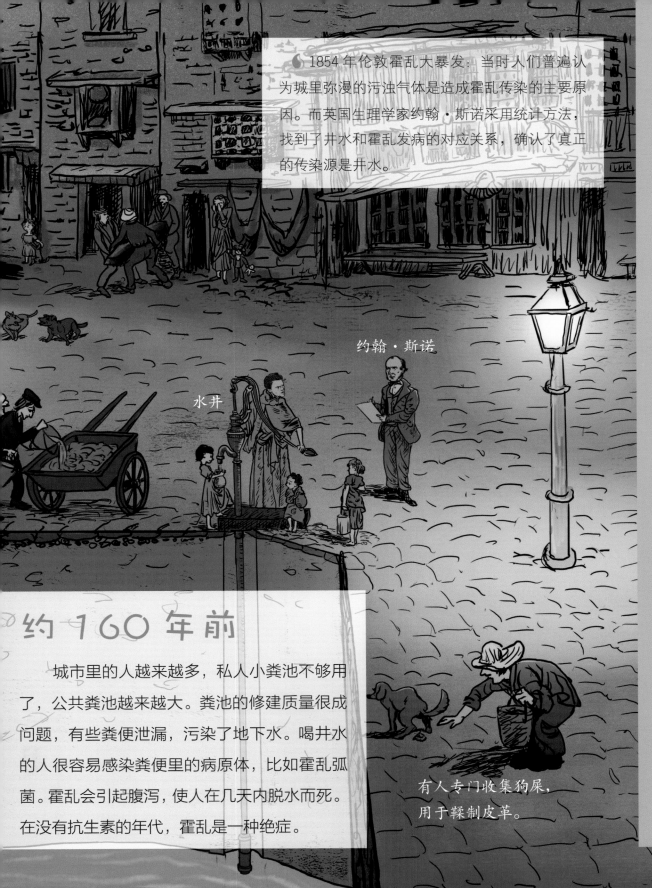

1854年伦敦霍乱大暴发：当时人们普遍认为城里弥漫的污浊气体是造成霍乱传染的主要原因。而英国生理学家约翰·斯诺采用统计方法，找到了井水和霍乱发病的对应关系，确认了真正的传染源是井水。

约翰·斯诺

水井

约160年前

城市里的人越来越多，私人小粪池不够用了，公共粪池越来越大。粪池的修建质量很成问题，有些粪便泄漏，污染了地下水。喝井水的人很容易感染粪便里的病原体，比如霍乱弧菌。霍乱会引起腹泻，使人在几天内脱水而死。在没有抗生素的年代，霍乱是一种绝症。

有人专门收集狗屎，用于鞣制皮革。

近现代给排水大事记

● 1752年，伦敦的切尔西供水公司开始把泰晤士河水用水泵输送到海德公园。

● 1804年，伦敦开始有自来水公司向居民供应用沙子过滤净化过的水。

● 1855年，霍乱大暴发后，伦敦第一次对城市供水（包括自来水和井水）质量有了法律规定。

● 1858年，伦敦臭气大暴发，国会决心修建现代下水道系统。

● 19世纪末，伦敦等发达城市开始着手对污水进行处理。

● 20世纪初，西方国家开始普遍使用氯对水进行消毒处理。加上之前研究成功的更先进的过滤方式，那时的自来水已经基本和现在的无异。

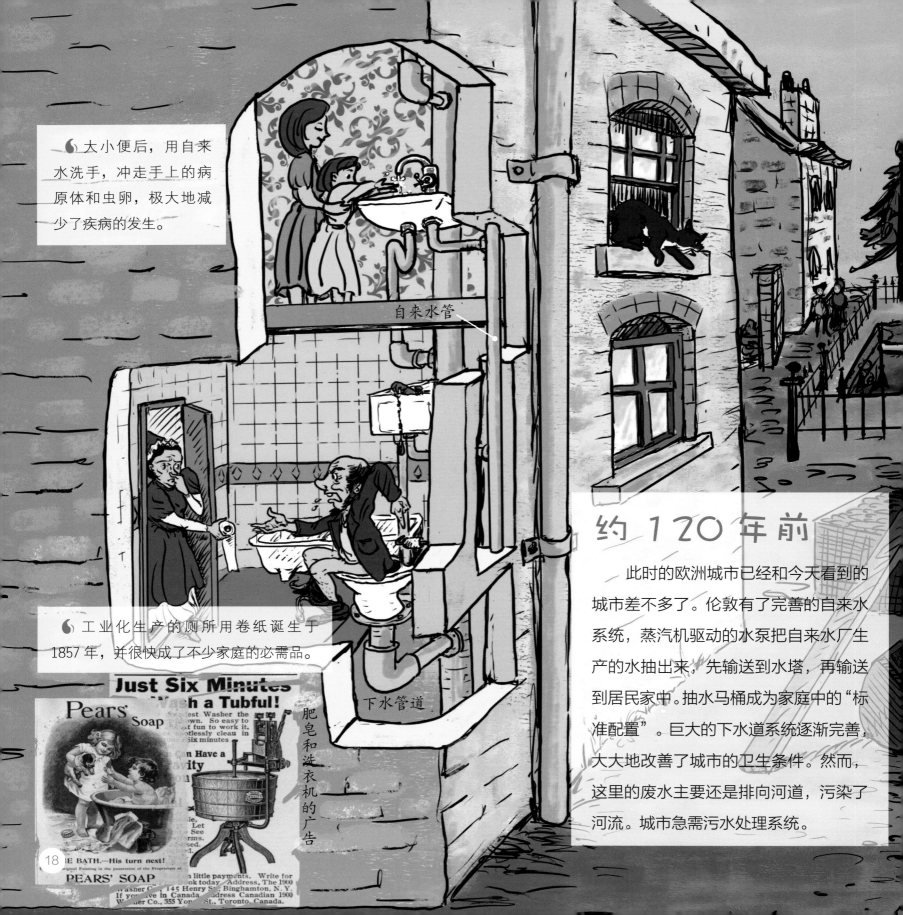

大小便后，用自来水洗手，冲走手上的病原体和虫卵，极大地减少了疾病的发生。

自来水管

工业化生产的厕所用卷纸诞生于1857年，并很快成了不少家庭的必需品。

下水管道

肥皂和洗衣机的广告

约 120 年前

此时的欧洲城市已经和今天看到的城市差不多了。伦敦有了完善的自来水系统，蒸汽机驱动的水泵把自来水厂生产的水抽出来，先输送到水塔，再输送到居民家中。抽水马桶成为家庭中的"标准配置"。巨大的下水道系统逐渐完善，大大地改善了城市的卫生条件。然而，这里的废水主要还是排向河道，污染了河流。城市急需污水处理系统。

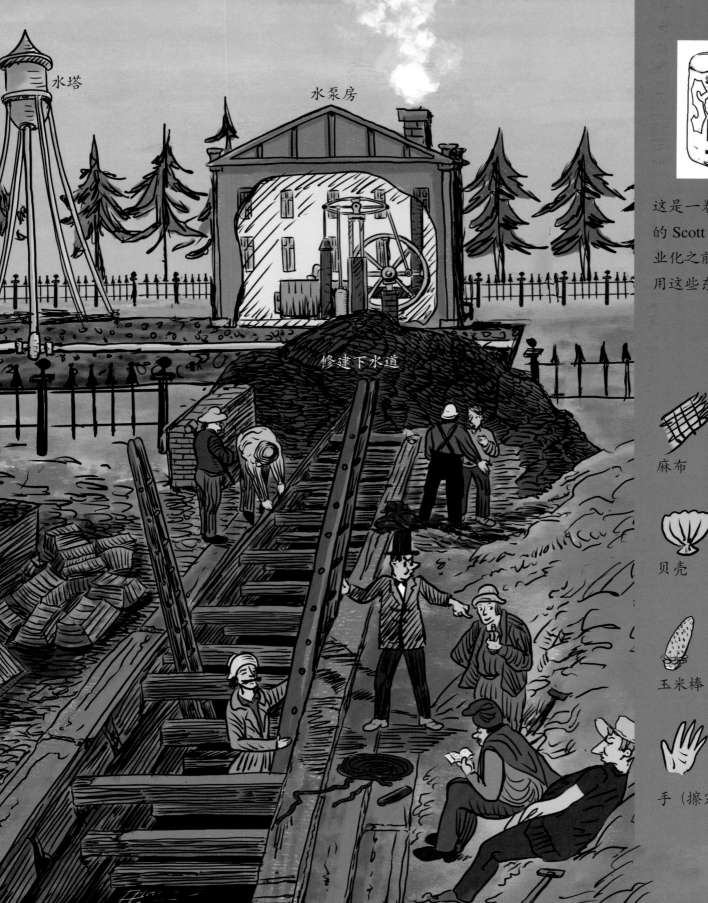

水塔

水泵房

修建下水道

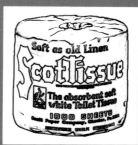

这是一卷在 20 世纪初流行的 Scott 牌厕纸。在厕纸商业化之前，世界各地的人们用这些东西擦过屁股：

树叶

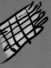

麻布

羊毛

贝壳

石头

玉米棒

玉米苞叶

手（擦完屁股后洗净）

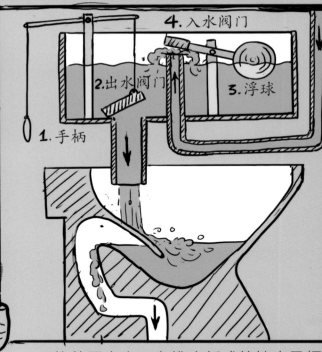

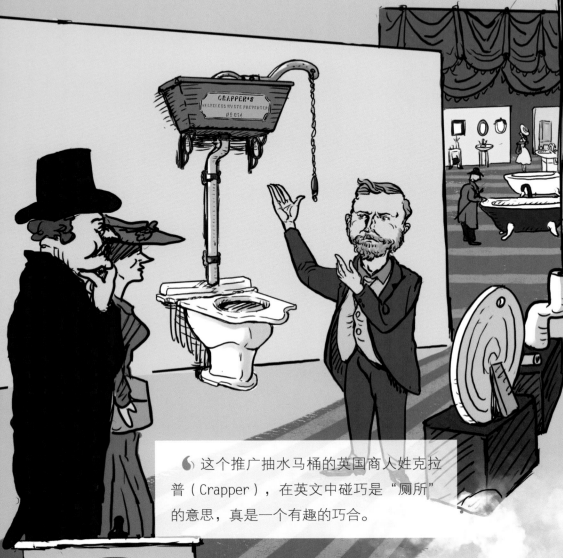

这个推广抽水马桶的英国商人姓克拉普（Crapper），在英文中碰巧是"厕所"的意思，真是一个有趣的巧合。

一位英国商人正在推广新式的抽水马桶。马桶上方装有他设计完善的自动断水式水箱。只要拉下手柄，杠杆设备就会打开出水阀门，把水箱里的水冲入马桶。水位下降后，水箱里的浮球随之下降，使杠杆设备打开入水阀门，于是水管里的水流进水箱。随着水箱里水位升高，浮球上浮，使杠杆设备关闭入水阀门，一个冲水循环结束。随着抽水马桶在世界迅速普及，很多人误以为他就是抽水马桶的发明者。

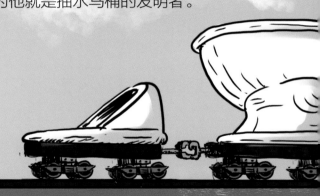

"坐便" 还是 "蹲便"

按照不同的习惯，排便姿势可以区分为西方的"坐派"和东方的"蹲派"。英国、法国、德国、美国等国家属于"坐派"，而土耳其、中国、日本、朝鲜等国家属于"蹲派"。现代的科学研究表明，"蹲便"姿势更有利于顺畅排便。

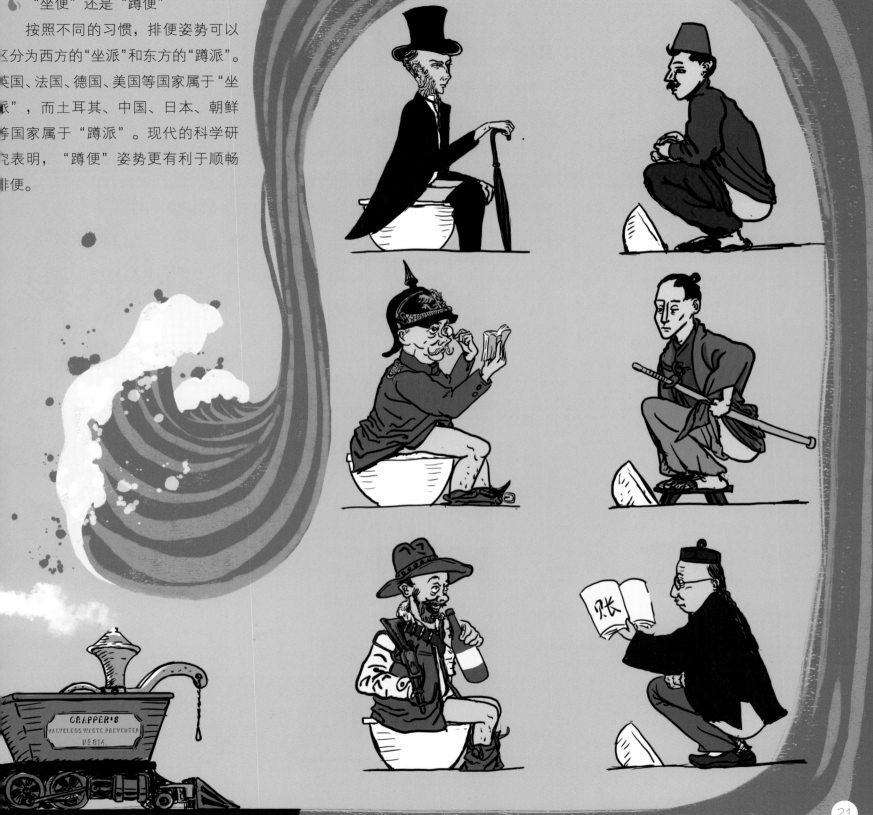

近几十年

千家万户排出的粪便污水通过下水管道汇集到污水处理厂。在这里，污水中的金属等无机物通过格栅、沉砂池去除，有机物通过沉淀和生物处理的方法去除或转化。例如，人为加入氧气使喜氧细菌把一大部分粪便转化成对环境无害的物质。人们排出的废物经过处理后得到净化进入自然环境。

湿地

一级沉淀

二级沉淀

生物处理

格栅、沉砂池

● 污物处理工厂：通过干燥等步骤，将吸污车收集到的和污水处理厂沉淀出来的固体粪便做成肥料。

吸污车

TOILET

排水区

化粪池

● 不能和下水道系统相连的区域，是化粪池和吸污车大显身手的地方。在化粪池中，污水、粪便和浮沫可以大略地分离。污水会进入排水区，在这里被过滤，然后渗入土壤。细菌会"吃"掉一部分粪便，剩下的污泥被吸污车吸走。

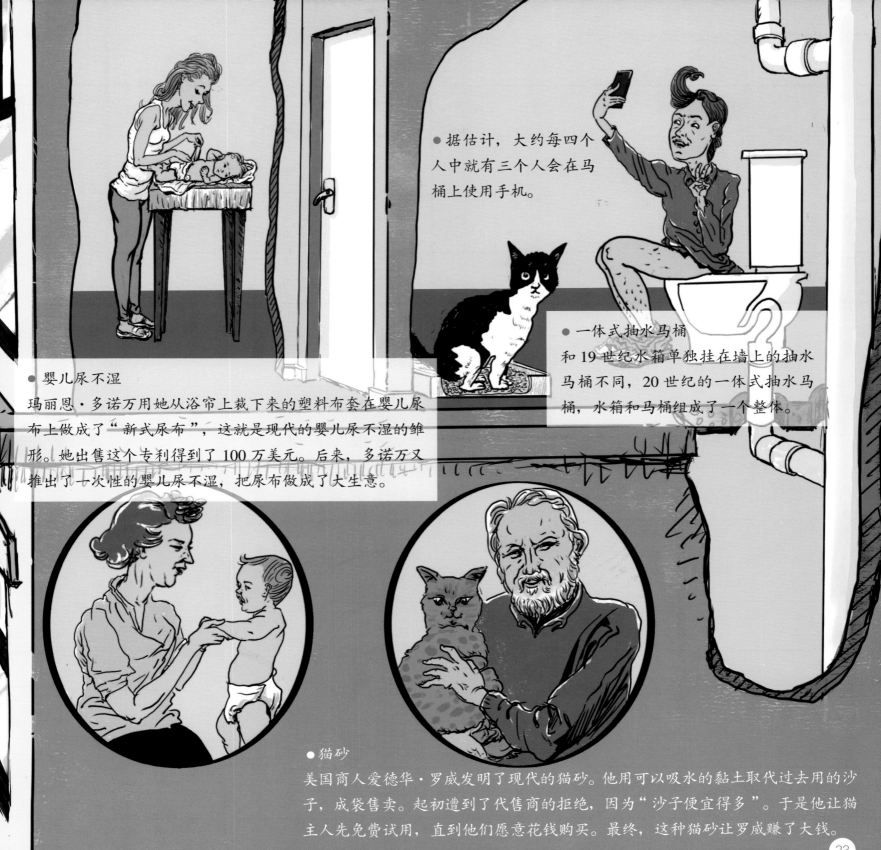

● 据估计，大约每四个人中就有三个人会在马桶上使用手机。

● 婴儿尿不湿
玛丽恩·多诺万用她从浴帘上裁下来的塑料布套在婴儿尿布上做成了"新式尿布"，这就是现代的婴儿尿不湿的雏形。她出售这个专利得到了100万美元。后来，多诺万又推出了一次性的婴儿尿不湿，把尿布做成了大生意。

● 一体式抽水马桶
和19世纪水箱单独挂在墙上的抽水马桶不同，20世纪的一体式抽水马桶，水箱和马桶组成了一个整体。

● 猫砂
美国商人爱德华·罗威发明了现代的猫砂。他用可以吸水的黏土取代过去用的沙子，成袋售卖。起初遭到了代售商的拒绝，因为"沙子便宜得多"。于是他让猫主人先免费试用，直到他们愿意花钱购买。最终，这种猫砂让罗威赚了大钱。

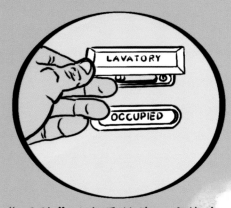

● "厕所"的金属铭牌下暗藏着一个门插销把手，以便在紧急情况下从外面开门，比如接到烟雾警报时。

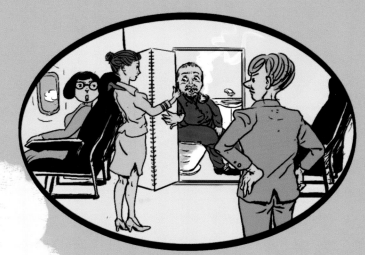

偷偷吸烟的乘客引发了烟雾报警。

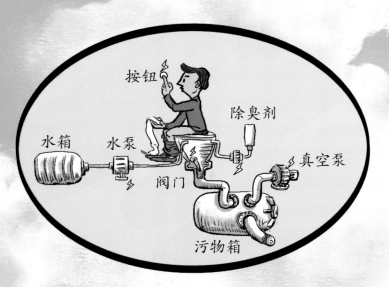

按钮　除臭剂　水箱　水泵　阀门　真空泵　污物箱

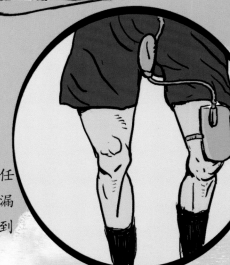

● 当战斗机需要执行长期的飞行任务时，飞行员往往会在一个端口有漏斗的管子里尿尿，尿液通过管子流到固定在大腿上的一个塑料口袋里。

飞行员休息室

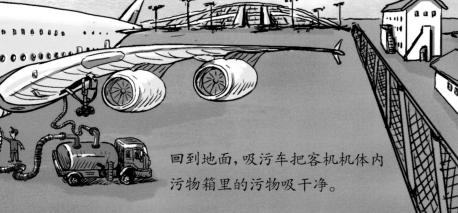

回到地面，吸污车把客机机体内污物箱里的污物吸干净。

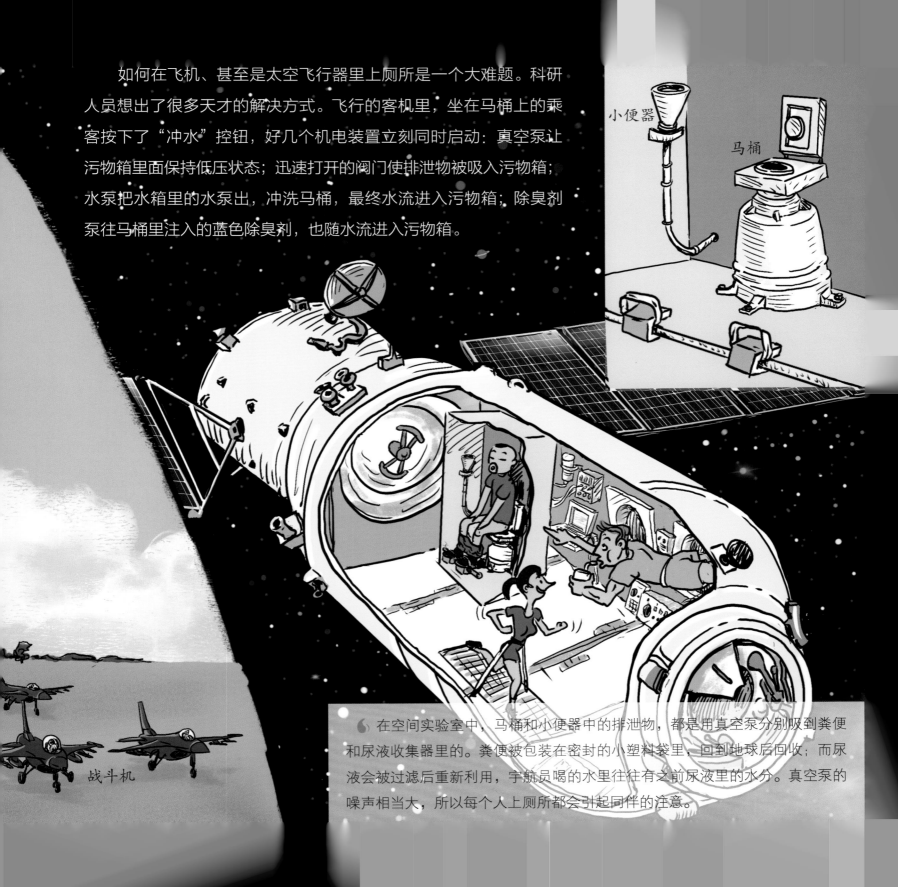

如何在飞机、甚至是太空飞行器里上厕所是一个大难题。科研人员想出了很多天才的解决方式。飞行的客机里，坐在马桶上的乘客按下了"冲水"控钮，好几个机电装置立刻同时启动：真空泵让污物箱里面保持低压状态；迅速打开的阀门使排泄物被吸入污物箱；水泵把水箱里的水泵出，冲洗马桶，最终水流进入污物箱；除臭剂泵往马桶里注入的蓝色除臭剂，也随水流进入污物箱。

小便器

马桶

战斗机

在空间实验室中，马桶和小便器中的排泄物，都是用真空泵分别吸到粪便和尿液收集器里的。粪便被包装在密封的小塑料袋里，回到地球后回收；而尿液会被过滤后重新利用，宇航员喝的水里往往有之前尿液里的水分。真空泵的噪声相当大，所以每个人上厕所都会引起同伴的注意。

不远的将来

在人烟稀少的地区，厕所还可以充当安全屋，在野兽（如熊）袭击时提供庇护，同时利用互联网呼唤"驱熊无人机"来施救。

太阳能板提供电力

天线连接互联网

漏斗收集雨水，补充用水。

采用生物膜技术的污物处理箱

吸污机器人

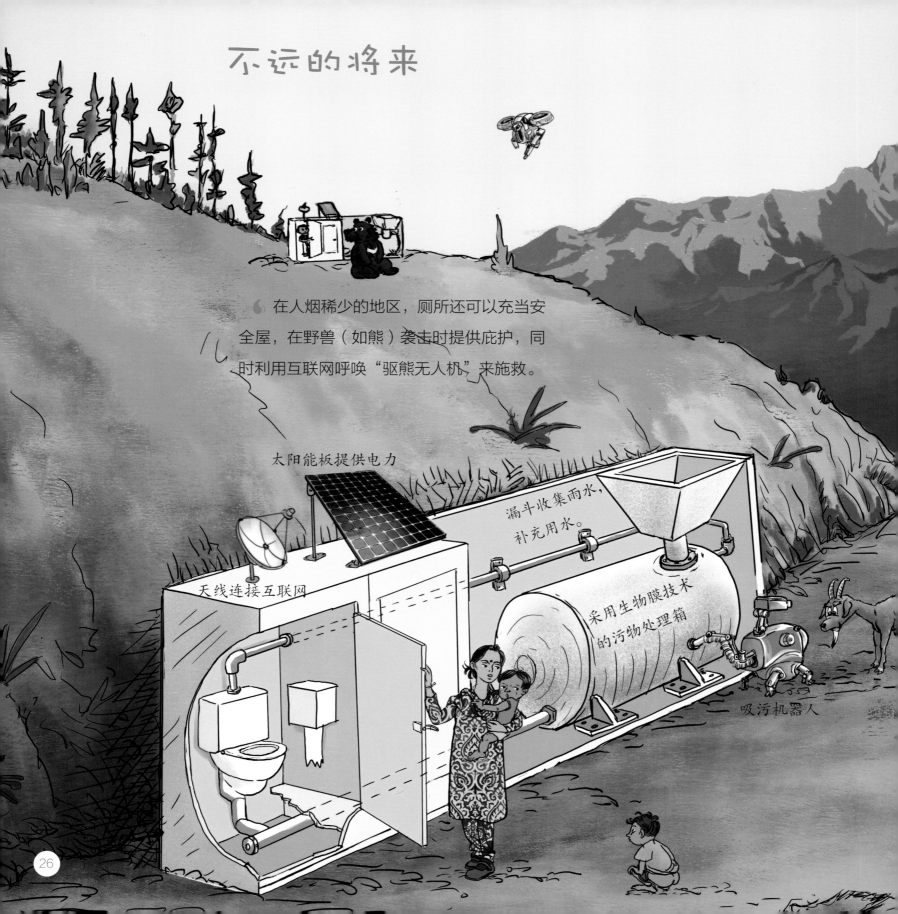

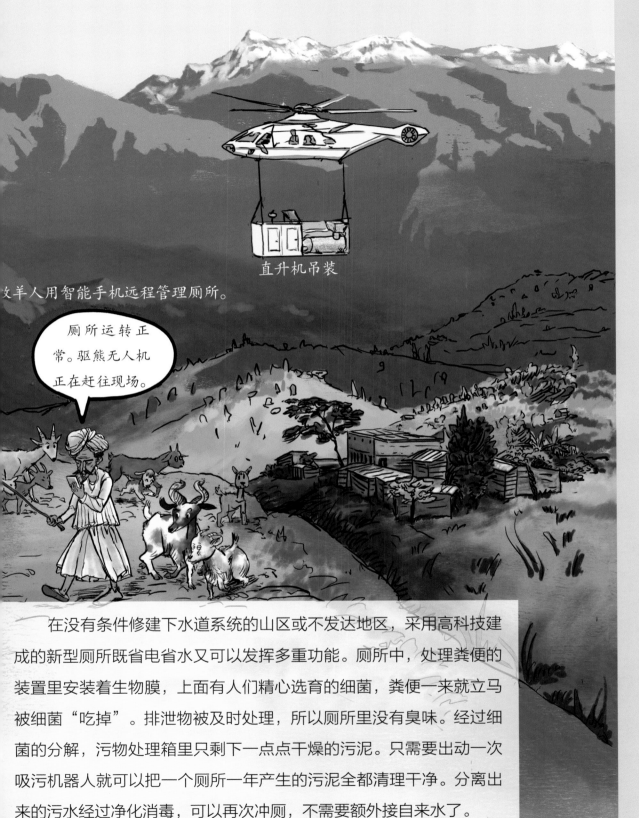

直升机吊装

牧羊人用智能手机远程管理厕所。

厕所运转正常。驱熊无人机正在赶往现场。

在没有条件修建下水道系统的山区或不发达地区，采用高科技建成的新型厕所既省电省水又可以发挥多重功能。厕所中，处理粪便的装置里安装着生物膜，上面有人们精心选育的细菌，粪便一来就立马被细菌"吃掉"。排泄物被及时处理，所以厕所里没有臭味。经过细菌的分解，污物处理箱里只剩下一点点干燥的污泥。只需要出动一次吸污机器人就可以把一个厕所一年产生的污泥全都清理干净。分离出来的污水经过净化消毒，可以再次冲厕，不需要额外接自来水了。

亟待改进的厕所现状

● 全世界还有超过26亿人不能使用安全、卫生的厕所，大约占全世界人口的2/5。他们的排泄物大多被直接冲进自然环境。

● 缺乏安全、卫生的厕所，排泄物中的病原体很容易传染给他人，引起疾病的传播。

● 腹泻已经成为世界上排名第二的儿童杀手，每年约有150万名儿童因此夭折，而造成腹泻的细菌、病毒等极易通过粪便传播。

● 在缺水地区，流行的抽水马桶很浪费水。每冲一次马桶的水相当于世界上最贫穷地区每人每天的平均用水量。而现在世界上仍有大约9亿人没有安全的饮用水。

● 投资改进厕所和供水条件，可以大大减少在医疗等方面的花费。据估计，每在厕所和供水上面花1美元，就可省下9美元的其他费用。

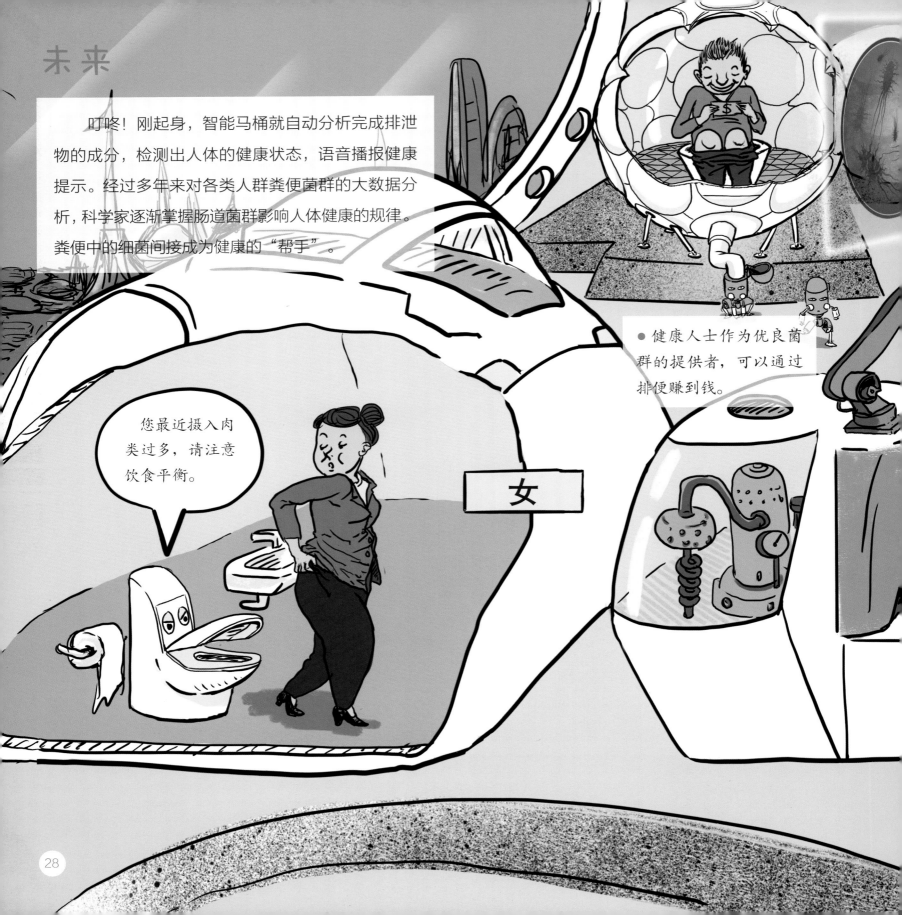

未来

叮咚！刚起身，智能马桶就自动分析完成排泄物的成分，检测出人体的健康状态，语音播报健康提示。经过多年来对各类人群粪便菌群的大数据分析，科学家逐渐掌握肠道菌群影响人体健康的规律。粪便中的细菌间接成为健康的"帮手"。

您最近摄入肉类过多，请注意饮食平衡。

女

● 健康人士作为优良菌群的提供者，可以通过排便赚到钱。

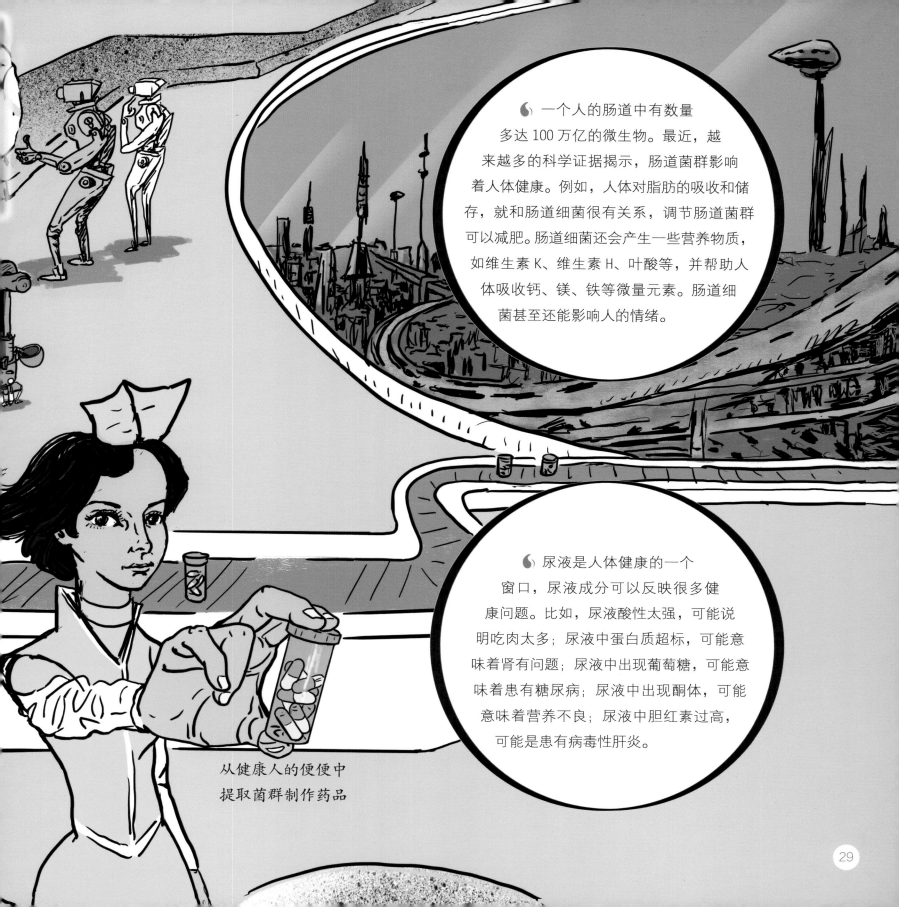

一个人的肠道中有数量多达 100 万亿的微生物。最近，越来越多的科学证据揭示，肠道菌群影响着人体健康。例如，人体对脂肪的吸收和储存，就和肠道细菌很有关系，调节肠道菌群可以减肥。肠道细菌还会产生一些营养物质，如维生素 K、维生素 H、叶酸等，并帮助人体吸收钙、镁、铁等微量元素。肠道细菌甚至还能影响人的情绪。

尿液是人体健康的一个窗口，尿液成分可以反映很多健康问题。比如，尿液酸性太强，可能说明吃肉太多；尿液中蛋白质超标，可能意味着肾有问题；尿液中出现葡萄糖，可能意味着患有糖尿病；尿液中出现酮体，可能意味着营养不良；尿液中胆红素过高，可能是患有病毒性肝炎。

从健康人的便便中提取菌群制作药品

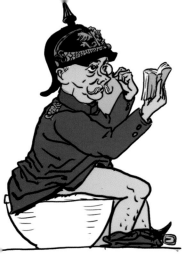

你还可以知道更多

掉进粪坑的君王：晋景公是中国春秋时代的一位君王，公元前 581 年生了重病，据说他在吃饭前突然想上厕所，结果掉进粪坑被淹死了。

大画家的香香厕所：中国元代的大画家倪瓒特别注重清洁，他用香木建了座"空中楼阁"，起名"香厕"，下面填土，中间铺满洁白的鹅毛，用鹅毛盖住便便、挡住臭气。旁边的仆人必须随时移走秽物，不然倪瓒就不高兴了。

专管国王便便的"马夫"：在 16、17 世纪的英国，有一种专门的职业叫"国王便便的马夫"，专门管理国王上厕所的一切事宜，包括清理马桶、减少臭气，甚至给国王擦屁股。这是一个相当荣耀的职业，只有王子或其他王室成员才能担任。

只有厕所不一样：20 世纪 10 年代，奥斯曼帝国向英国订购了几艘当时最先进的"无畏级"战舰。这些战舰处处都和英国当时现役的军舰相同，只有一点儿不同：为了照顾土耳其人的如厕习惯，舰上厕所里的坐式马桶都改成了蹲坑。

小便器还是艺术品：1917 年，出生在法国、旅居美国的艺术家杜尚向"独立艺术家展览"提交了作品《泉》。它其实是一个倒置的男用小便器。虽然作品遭到了委员会的拒绝，但这并不影响《泉》成为有名的现代艺术作品之一。它使人们注意到小便器柔美的线条，发现日常生活的美；并且它促使人们思考，艺术馆里展出的物品和日常物品的区别在哪里。

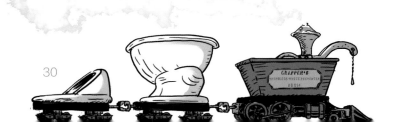